VENCI O CÂNCER DE PRÓSTATA

Do inferno ao paraíso em 72 dias

Copyright 2019 © by Juliano Statdlober.

O autor desta obra é proprietário do Direito Autoral.

Este conteúdo foi escrito, produzido, editorado e publicado pelo autor de forma independente, com o intuito de colaborar na disseminação de informações sobre o câncer de próstata.

São apresentados relatos de experiência pessoal, nenhum conteúdo deve ser tomado como base para qualquer decisão sobre diagnóstico ou tratamento. Consulte sempre um médico.

Para reduzir o custo de produção do livro e viabilizar um preço mais acessível, a obra não foi submetida a um processo de revisão formal de linguagem. Solicita-se compreensão dos especialistas em língua portuguesa quanto a eventuais erros de semântica, ortografia ou concordância.

Reprodução parcial ou total mediante autorização do autor.

Porto Alegre, RS

2019

Sobre o livro

Este livro é escrito sob a ótica de um paciente de câncer de próstata para outros pacientes, seus familiares e conhecidos.

O câncer de próstata é o mais frequente entre os homens, logo depois do de pele.

É fundamental que todos, a partir de uma certa idade, realizem exames periódicos para garantirem que, em caso de um câncer de próstata ser detectado, o seja o mais cedo possível.

- Por quê?
- O que é a próstata e qual a sua função?
- O que acontece com um homem sem a próstata?
- Como funciona o diagnóstico de câncer? Quais suas etapas?
- Se o câncer for confirmado, como é o processo de tratamento?

- Quais as emoções que surgem? Quais os medos?
- Quais as possíveis consequências?
- Quais os tratamentos? Como funciona a cirurgia de *prostatctetomia*?

Todas estas respostas e algumas outras são apresentadas neste livro pela ótica de quem passou por toda a situação, como portador de câncer de próstata, desde a investigação, passando pelo diagnóstico, tratamento e pela cura. Algumas sugestões são expostas pelo autor, resultantes de seu aprendizado em relação a todo o processo.

Para quem este livro pode ser útil?

- Para todos que busquem informar-se melhor sobre o câncer de próstata, a importância de seu diagnóstico precoce e o seu tratamento.

- Para quem for diagnosticado com câncer de próstata, encontrando informações e algumas respostas importantes, ao que eu, autor, gostaria de ter tido acesso quando descobri que tinha câncer.

- Para familiares e amigos compreenderem a dinâmica de sentimentos que podem aflorar junto com a doença, para lidarem melhor com o paciente.

Sumário

Agradecimentos

À minha esposa e ao meu filho, que me apoiaram para enfrentar a jornada e a maratona.

A todos os amigos que prestaram solidariedade e se preocuparam comigo.

À toda a equipe do hospital Moinhos de Vento, em Porto Alegre, que foi prestativa, empática e muito competente.

Ao meu médico, Dr. Gustavo Schroeder.

Um relato vivido, sentido e compartilhado

Preciso confessar, não foi uma decisão fácil. Admito que sempre tive, e ainda tenho, um certo constrangimento quanto a compartilhar sentimentos e emoções.

Até que...

Até que me deparei com uma situação iminente de diagnóstico de câncer de próstata.

Vou relatar a minha jornada pessoal mais à frente, por ora acho importante registrar que decidi escrever, em primeiro lugar para tentar me "auto ajudar", como uma forma de lidar com a gangorra de pensamentos negativos, onipresentes e opressores, desde a primeira suspeita, passando pela confirmação do diagnóstico e até o desfecho final.

Começarei com algumas informações sobre a próstata e sua função, para em seguida destacar a importância do diagnóstico precoce do câncer de próstata.

Vários tópicos vão tratar de pensamentos e sentimentos que surgiram quando me deparei com a realidade de ter câncer, como medo, esperança e negação.

Em um dos capítulos vou tratar da questão das dúvidas que tive em relação a como falar do assunto (ou não) com as pessoas que me cercam, como a família, por exemplo.

Vou ainda descrever em mais detalhes como funciona o diagnóstico e o tratamento do câncer de próstata.

Acabei encontrando no texto escrito uma forma de "falar" à vontade comigo mesmo, sem censura e sem importunar ou assustar ninguém, em um legítimo monólogo.

Fiz uma experiência e acabei percebendo que escrever me ajudou a aliviar a angustia, certamente por virar uma prática que se transmutou em uma espécie de catarse pessoal. Popularmente costuma-se falar que é importante "botar as coisas para fora".

Comecei para experimentar a escrita como terapia e percebi que passou a ser uma ferramenta útil para lidar com os picos de ansiedade. Mais à frente vou abordar a curiosa impossibilidade de tentar pensar em não pensar em algo, o que dificulta o controle da ansiedade.

Não menos importante também é citar que boa parte dos conteúdos são resultado de registros e anotações que foram sendo feitos à medida que a linha de tempo do ritual e da maratona se desenrolava (vou explicar o ritual do diagnóstico e a maratona do tratamento), de forma que os pensamentos e suas angustias, relacionados a cada etapa, fossem mais reais – eu cheguei à conclusão de que não conseguiria ser fiel com os sentimentos se escrevesse tudo depois, como por exemplo, depois de curado.

Várias anotações foram feitas quando eu aguardava ansiosamente pelo diagnóstico, outras depois, quando eu tinha a confirmação de ter câncer, mas antes de realizar uma cirurgia de *prostactetomia radical.* Relendo aqueles registros, consigo reviver de um modo mais claro os sentimentos para tentar relatá-los da forma mais autêntica possível. Consigo relembrar como eu vivia uma mistura de pensamentos temperados por medo e esperança, como se cada um dos temperos se revezasse e prevalecesse ao seu tempo.

Em resumo, minha primeira razão para escrever, portanto, foi a de autoajuda para mim mesmo, com o perdão da redundância.

Outro motivo que me incentivou a escrever é que eu acredito que possa ajudar a esclarecer um pouco sobre a doença e como o diagnóstico e o tratamento funcionam, sob o ponto de vista pessoal, de um paciente.

Estão disponíveis na internet incontáveis conteúdos sobre câncer de próstata, mas a maioria deles é técnico ou escrito por médicos. O que eu me dispus a relatar oferece uma perspectiva diferente do que aquela que resulta de *googlar* sobre o câncer e ler artigos médicos ou científicos.

Curiosamente, em termos comparativos, me parece que existe muito mais divulgação de informações, esclarecimento e apoio às portadoras de câncer de mama. É claro que são doenças diferentes, com impactos e tratamentos distintos, mas acredito que os homens também tenham direito de ter acesso a mais conhecimento sobre o seu tipo de câncer prevalente.

Vou tratar de como as coisas funcionam por ter passado por elas em uma experiência vivenciada, minha intenção é compartilhar, além de informações, pensamentos e sentimentos. Eu gostaria de ter tido acesso a isto se tivesse sido escrito por outros antes, quando comecei a lidar com esta situação.

Seria ótimo ter sabido se mais gente sentiu o que eu senti e como lidaram com uma circunstância similar. **Em outras palavras, eu gostaria muito de ter tido**

mais informações antes, mas não tinha para quem perguntar.

Sei que isto poderia ter me assustado mais, mas quem sabe poderia ter me tranquilizado?

Talvez pudesse ter me ajudado a fantasiar menos...

Acredito que pudesse ter funcionado como uma espécie de grupo de apoio virtual.

Se teria sido bom para mim, quem sabe seja para outras pessoas?

Apresentando a próstata

Eu pouco sabia ou me interessava sobre a função da próstata no organismo, a não ser que eu pensava que talvez ela só existisse para contrair câncer.

Reproduzo a seguir algumas informações que aprendi, para nivelamento de conhecimento. Acredito que, por mais básicas que possam ser para muitos, podem ser úteis para várias outras pessoas.

Resumidamente, sem aprofundamento científico, a próstata é uma glândula que faz parte do sistema genital masculino, cuja função é produzir um líquido que envolve e protege os espermatozoides e é parte do sêmen.

Fica localizada abaixo da bexiga e na frente do reto, envolvendo a uretra, canal que liga a bexiga ao pênis. A uretra passa, portanto, por dentro da próstata. Isto explica porque uma próstata aumentada (o que se chama hiperplasia) ou afetada por um tumor pode dificultar a micção, justamente por comprimir a uretra.

O líquido seminal é produzido em outro órgão, as vesículas seminais, e mistura-se ao que é produzido na próstata para formar o sêmen, que contém ainda os espermatozoides gerados nos testículos. Um homem pode viver, portanto, normalmente sem sua próstata, mas passa a não ejacular mais sêmen.

Um último elemento importante a ser citado se relaciona à ereção. Existem nervos, chamados *erigentes*, que passam próximo ou junto à próstata e são responsáveis pelos estímulos que são necessários à ereção.

Algumas informações relevantes, para as quais já ouvi dúvidas:

A remoção da próstata não acaba com a vida sexual, exceto em caso de possíveis sequelas resultantes da cirurgia de tratamento de um câncer, descritas na sequência.

O fato de um homem não ejacular não o caracteriza como impotente, visto que impotência é a incapacidade de ter ereção. Uma ereção, obviamente pode acontecer sem ejaculação. Todos os homens que retiram a próstata e as vesículas seminais passa a ser estéreis, o que significa que não podem mais gerar filhos.

Ser estéril igualmente não significa ser impotente, são coisas diferentes.

O câncer de próstata e seu tratamento podem levar a duas consequências, a dificuldade no controle da micção e a impotência sexual.

A primeira, porque a remoção cirúrgica da próstata faz com que a uretra seja desconectada da bexiga, com posterior religação, o que pode deixar alguma deficiência no controle do esfíncter, que é uma espécie de válvula que abre ou fecha para deixar a urina sair da bexiga. Além disto, dependendo da localização, a uretra e o próprio esfíncter podem ser afetados diretamente pelo tumor. Mesmo sem intervenção cirúrgica, a incontinência urinária pode resultar da radioterapia, que pode igualmente afetar a uretra e a bexiga.

Quanto ao impacto sobre ereção, o dano pode se dar pelo contato ou dano causado aos nervos responsáveis pelo estímulo sexual, principalmente quando estão junto da próstata. Estes nervos podem ser afetados tanto pela intervenção cirúrgica como pela radioterapia, bem como em alguns casos pelo próprio tumor em si.

A importância do diagnóstico precoce do câncer de próstata

Vou começar escrevendo sobre um fato que pode parecer curioso para muitos, surpreender ou até causar estranheza:

Câncer de próstata é grave.

Existe muita desinformação sobre esta doença, alguns talvez possam até pensar que ela não seja tão grave, por falar-se muito hoje em dia que a probabilidade de cura é muito alta. Talvez exista até um mito, de que câncer na próstata seja algo pouco importante, simples, uma doença quase comum.

Saiba, prezado leitor, que a realidade é diferente. Segundo o portal da Sociedade Brasileira de Urologia, a cada dia morrem no Brasil 42 homens em decorrência do câncer de próstata, sendo que 3 milhões vivem com a doença.

É fundamental, portanto, que o diagnóstico seja feito o mais cedo possível.

E por que diagnosticar logo?

Porque o câncer de próstata é considerado um tumor maligno, contendo células que podem "invadir" outras partes do corpo, causando a chamada metástase. É aí que reside o grande problema.

O câncer de próstata pode gerar metástase nos ossos e linfonodos, pode invadir o reto, bexiga, ureteres e pulmão, ocasionando muito sofrimento, comprometimento na qualidade de vida e uma alta possibilidade de óbito.

Nota importante do autor:
Como citei anteriormente, não sou médico, mas estas informações estão fartamente

disponíveis na literatura médica.

Caso ocorra uma metástase, a coisa muda de figura. Quando se fala popularmente que *"um câncer de próstata detectado no início tem alta chance de cura"*, o que se quer dizer na verdade é que existe a possibilidade de combatê-lo e curá-lo antes que extrapole o perímetro da próstata.

A conclusão óbvia a que se chega, portanto, é que se alguém tiver um câncer de próstata é altamente desejável que o mesmo seja diagnosticado o quanto antes, "no início", antes que se espalhe por outros tecidos ou órgãos.

Para prevenção e garantia de que o diagnóstico seja feito o quanto antes, é necessário consultar regularmente um urologista, não existe outra forma.

Um grande equívoco a ser evitado

Um dos maiores equívocos que pode ser cometido por homens que não façam acompanhamento periódico de diagnóstico é o de achar que não precisam fazê-lo se não sentirem nada, deixando de consultar um urologista regularmente.

Este é um erro que pode custar muito caro.

Muitas manifestações do câncer de próstata são totalmente assintomáticas, ou seja, não são sentidas, como no meu caso. Eu não sentia absolutamente nada diferente, seja dor, ardência, sangramento e nem mesmo dificuldade para urinar (este me parece ser outro mito, de que só se deva consultar um urologista caso haja alteração na micção).

Não existe uma idade "certa" para começar a visitar regularmente um médico, muitos falam em 50 anos, mas **eu sugiro que a partir dos 40 anos todos os homens façam consultas regulares** - felizmente é o que eu fiz, o que certamente ajudou no meu diagnóstico precoce e na minha cura.

Como funciona a prevenção

Acho oportuno esclarecer como funciona a investigação do câncer de próstata (na literatura médica o diagnóstico é algumas vezes chamado de *rastreamento*).

O processo começa por um exame de sangue solicitado pelo médico, para avaliação do nível de PSA, cujo resultado indica os antígenos produzidos pela próstata. Não existe uma referência padrão para um resultado "bom" no nível de PSA detectado em exame, pois ele é levado em conta juntamente com outros fatores, dentre eles a idade do paciente, predisposições genéticas, condição geral de saúde e outros critérios resultantes de análise clínica do urologista.

Para a maioria dos homens, basta repetir este ritual anualmente, uma consulta e um exame de sangue. **Diga-se de passagem, é pouco esforço para pensar na saúde, não?**

Com o tempo, fui aprendendo algumas coisas sobre diagnóstico de câncer de próstata que me deixavam confuso e inseguro. Nível de PSA alto pode indicar câncer, mas não existe um padrão oficial para o que seja alto. O fato de um certo nível de PSA ser considerado alto não indica necessariamente que seja um câncer (a alteração pode ser causada por uma prostatite, infecção na próstata, por exemplo). Por outro lado, para complicar mais ainda, ter PSA baixo não significa uma garantia de que não se tenha câncer!

Dependendo do resultado do exame de PSA e outros fatores, o médico pode decidir fazer um exame de toque retal, que consiste em tocar na próstata através do reto, para verificar o tamanho da mesma e possíveis alterações em sua consistência.

Eis um fato: existe entre alguns (ou muitos) homens um preconceito absurdo contra o difamado exame de toque retal.

Me causa surpresa que em pleno século XXI muitos homens temam este exame ou se sintam constrangidos com ele. Para quem sinta sua masculinidade "ameaçada" pelo toque, é importante esclarecer que isto não vai acontecer em todas as consultas, é possível manter uma boa segurança de diagnóstico sem passar por pelo procedimento, ficando somente com a consulta e o exame de sangue.

Convenhamos, se e quando alguém tiver que fazer o exame de toque, qual é o problema? Mesmo que o sujeito se sinta envergonhado, ao que não vou entrar em julgamento de valor, vale a pena arriscar um câncer nos ossos ou no pulmão?

PSA mesmo sem urologista

Mesmo que você decida que aos 40 anos não seja necessário consultar um urologista regularmente, **uma sugestão que deixo é que em qualquer outra consulta médica que você faça, solicite uma requisição de exame de PSA**. Caso o resultado seja muito baixo, você poderá ter uma indicação de que nada está errado. Não é o cenário ideal, não é uma garantia, mas é melhor do que nada.

Câncer, um dos grandes pavores do inconsciente coletivo

Não posso afirmar com certeza se o pavor é mesmo coletivo ou se é individual meu, mas acredito que o câncer assombre boa parte das pessoas, senão a grande maioria. Muitos não gostam nem de falar a palavra – tanto que nos Estados Unidos há pessoas que se referem a ele como "Big C" ("*o grande C*").

Durante toda a minha vida, desde muito jovem, tenho sido assombrado pelo câncer. Perdi minha mãe para a doença quando tinha 18 anos, o que, diga-se de passagem, não é nada irrelevante na vida de alguém. Meu pai teve câncer (de próstata), e meu avô faleceu em decorrência de um câncer de próstata (mesmo não sendo avô de sangue, a doença lembrou-me de sua existência); minha avó teve câncer de mama e tive ainda um primo que se foi muito jovem devido a um câncer.

Está certo, analisando o contexto e pensando bem, talvez seja um pavor mais meu do que coletivo, fruto de vivências pessoais. Desde muito pequeno ouço conversas de que o grande desafio da ciência é encontrar cura para o câncer, que era (ou ainda é) uma doença incurável e que traz muito sofrimento.

Dentre os destaques negativos dados pela mídia e redes sociais estão notícias ruins sobre pessoas públicas que têm câncer. Me considero uma pessoa bastante empática, e estas notícias realmente me causam desconforto, fico pensando em como se sentiriam aqueles que descobrem um diagnóstico destes, ou seja, que têm câncer.

O ritual do diagnóstico do câncer de próstata

Como já escrevi, o fantasma do câncer participa da minha vida, me assombrando há muito tempo. Muitas vezes teve o papel de coadjuvante, junto com tudo mais que envolve viver, como rotina, trabalho, família, alegrias, tristezas, decepções e felicidade. Apesar de não ser o ator principal, sempre esteve lá, me incomodando.

Eis que um dia meu pai foi diagnosticado com câncer de próstata. Passei então a visitar um urologista regularmente desde os 40 anos, quando descobri que passei a ser um caso de atenção, devido a uma possível predisposição genética.

Em uma das revisões anuais, à época aos 40 e poucos anos, tive um primeiro resultado de PSA fora do padrão para a idade. Lembro até hoje, era 1,6. À época, com tudo mais estando dentro da normalidade (incluindo o exame de toque), passei a ser um caso de mais atenção ainda.

É importante registrar que a predisposição genética pode ou não resultar em câncer, existindo muitos casos de não ocorrência em descendentes. Caso o seu pai ou o seu avô tenham tido, não significa necessariamente que você terá. **Caso você tenha algum ascendente com câncer de próstata, não hesite, comece a consultar um urologista a partir dos 40 anos.**

Passaram-se alguns anos com a rotina de revisões anuais, quando, aos 50 anos, tive um primeiro incremento mais significativo do nível de PSA, que passou para pouco mais de 4 (os níveis vinham variando lentamente, de 1,6 até 2,6).

Pela primeira vez senti um medo mais real do que fantasmagórico da possibilidade de um diagnóstico de câncer. Passei pela primeira vez pelo que chamo de ritual de diagnóstico, que resultou em um desfecho feliz de ausência de neoplasia.

Três anos depois, o ritual se repetiu a partir de um resultado de PSA de 6,7, quando então o ritual terminou com um resultado nada desejado: carcinoma, ou seja, câncer.

Coisas tão ruins como esta, um diagnóstico de câncer, sempre eram infortúnio de outras pessoas, **até que um certo dia soou um alarme, o chão se abriu e a pessoa diagnosticada era eu**.

Cheguei a pensar que este parágrafo fosse desnecessário, um excesso de redundância, mas resolvi escrevê-lo. Trata-se de ressaltar mais uma vez a importância da visita periódica, anual, ao urologista. Por mais óbvio que possa parecer, por mais natural que soe, e por mais inconcebível que seja para mim, ouve-se falar bastante que muitos homens a partir dos 50 anos simplesmente não visitam um urologista regularmente.

Inacreditável!

É imprescindível registrar (mais uma vez) que mesmo com o diagnóstico confirmado, eu não sentia absolutamente nada diferente, nenhum sintoma físico. Há homens que pensam que só deveriam procurar um urologista se algo estiver anormal, como, por exemplo, sentindo algum tipo de ardência ou dificuldade para urinar. **Absoluta bobagem, não é verdade**.

De volta ao ritual do diagnóstico, meu objetivo em descrever este processo, com suas etapas, é o de esclarecer e explicar como funciona a investigação do câncer de próstata. Não sou médico e o que escrevo neste capítulo não tem autenticação ou embasamento científicos, baseia-se no que aprendi com a minha experiência pessoal, que se diga de passagem, já não é tão pequena.

Em consulta, o médico solicita um exame de PSA (um exame de sangue); conforme o resultado, e de acordo com seus critérios, pode realizar o (absurdamente temido) exame de toque retal. Talvez pela cultura machista, alguns homens temem este exame como se fosse uma ameaça à sua masculinidade. Confortável não é, mas em certas situações é imprescindível.

Alguns indicadores avaliados em conjunto pelo médico levam a um possível aprofundamento do diagnóstico, como idade, predisposição genética, nível de PSA e avaliação do exame de toque. A sequência de investigação é feita com vários passos, caso alguma suspeita seja levantada.

Foi o ritual que eu segui todas as vezes e acredito, portanto, que seja o padrão para todos os casos. Como já citei, eu falo de experiências pessoais, este texto não é um compêndio médico, e podem existir urologistas que procedam de forma diferente.

O primeiro exame é uma ecografia de abdômen e de bexiga, para o qual, entendo eu, um dos principais objetivos é o de verificar o tamanho da próstata, alguma possível anormalidade mais destacada e o resíduo de urina que fica na bexiga após urinar. É um exame relativamente rápido e a espera pelo diagnóstico nunca me causou grande desconforto ou impaciência. Eu sempre fazia este procedimento anualmente em um check-up geral, então foi algo rotineiro para mim.

Na sequência, marca-se nova consulta com o médico. Nesta nova visita, pode ser solicitada uma ressonância magnética da próstata. Eu já tinha feito ressonância antes, alguma investigação relacionada a uma lesão causada por corrida, se não me engano.

Muitas pessoas queixam-se de claustrofobia pelo "tubo" da ressonância, mas isto não tinha me incomodado. Na primeira vez que me foi solicitada a ressonância da próstata, lembro que pensei *"não sei porque nas outras vezes não foi pedida, só para eliminar qualquer dúvida"*.

Agendei o exame, cheguei no local, segui o procedimento de espera pelo registro, fiz o registro, esperei pelo exame, tic, tac, tic tac... até ser chamado. Roupa trocada, com aquele avental de laboratório, por curiosidade eu perguntei para a assistente:

-Quanto tempo leva?

Eu perguntei pensando em alguma coisa do trabalho, se daria tempo de estar de volta ao escritório em 45 minutos ou uma hora (era o que passava pela minha cabeça).

Quando veio a resposta:

-Esta ressonância é uma das mais demoradas. Leva entre 40 e 50 minutos.

Demorei um pouco para assimilar, até pensei que tinha ouvido errado. Pedi confirmação. Era isto mesmo. Nunca fui claustrofóbico, quando tinha feito uma ressonância de outro tipo antes, era coisa de 10 a 15 minutos, não lembro de ter tido nenhuma sensação ruim.

Desta vez, contudo, os tais 40 minutos me impactaram. Lembro como se fosse hoje da sensação que eu comecei a sentir quando a maca deslizava para dentro do "tubo".

Logo antes de entrar tive outra "surpresa", quando me foi dito que eu não poderia mexer as pernas nem movimentar o abdômen de forma alguma, ou teria que começar tudo novamente. Tossir, nem pensar.

A sensação de entrar no "tubo" para ficar por 40 ou 50 minutos, já com vontade de mexer as pernas desde o início, não é algo confortável de se enfrentar. Pode parecer exagero, até frescura, então proponho que você, leitor, deite-se agora e fique 5 minutos sem movimentar as pernas, ficando totalmente imóvel. É fácil?

O pensamento que começou a me passar pela cabeça, assim que o exame começou, com aquele barulho de turbina e batidas misturado com um zumbido elétrico, era "*quanto tempo será que já passou?*" Tentei começar a contar os segundos, sem saber se minha contagem era rápida ou lenta. Quando eu chegava lá pelos 200 significaria que teriam se passado 3 minutos e pouco. *Ou será que era bem menos? Quanto tempo será que ainda faltava?* Junto vem uma vontade quase incontrolável de mexer as pernas...*como seria bom dobrar os joelhos! Tenho que pensar em outra coisa...*

Olho para cima, tem um tubo a centímetros dos meus olhos, que parece estar ficando menor. Tentava encher o pulmão de ar e parecia que não dava.

Aquela foi a minha primeira ressonância de próstata logo depois do primeiro "salto" do nível de PSA. Eu estava muito ansioso pelo resultado, mas mesmo assim durante o exame eu pensei mais de uma vez em apertar a campainha e pedir para interromper. *"Azar, não vou conseguir aguentar até o fim, vou sair daqui e depois vejo o que fazer"*, era o que eu mais pensava. Acho que foram os 48 minutos mais longos da minha vida (foi o tempo que me disseram que demorou, quando eu perguntei depois).

Aí veio o próximo passo do ritual, que é esperar pelo resultado, ou seja, o laudo da ressonância. Como eu sempre fui impressionado e assombrado pelo assunto, sendo a primeira vez, a espera foi muito desconfortável, me deixando muito impaciente. O laudo seria enviado por e-mail, e a 2 dias do prazo prometido passou a ser bem tenso olhar a caixa de entrada do correio eletrônico, esperando pelo tal laudo (esperar resultados, diga-se de passagem, depois acabou virando meio que rotina para mim).

No dia que apareceu o remetente na caixa de entrada, lembro bem da sensação, aumento dos batimentos cardíacos e respiração mais pesada, na mais perfeita manifestação clássica de ansiedade.

Este primeiro laudo falava algo como haver uma sugestão de sinais de alterações nas células e tecidos, as quais não podiam ser identificadas. Indicava, portanto, que poderia haver algo, mas não era possível confirmar.

Como isto se caracterizava como uma suspeita a ser investigada mais a fundo, o próximo exame indicado pelo médico foi a biópsia.

Na linha de esclarecer como as coisas funcionam, eis como é uma biópsia de próstata: é um exame transretal realizado com auxílio de ultrassonografia, cujo objetivo é, literalmente, a retirada de pedaços da próstata para análise patológica de amostras de tecidos.

O objetivo de uma biópsia é o de verificar se existem células diferenciadas, ou seja, diferentes das células normais da próstata – sugerindo câncer. São cerca de 15 pedacinhos coletados, um pouco menos, um pouco mais.

O exame em si não causa grandes desconfortos, quando realizado com sedação, o que na verdade, para nós leigos, tem o mesmo efeito de uma anestesia geral.

A preparação é relativamente simples, toma-se um antibiótico a partir da véspera e posteriormente por alguns dias, além de se fazer jejum de 8 horas antes do exame. E só. Na hora do exame, apagão geral, e quando se abre os olhos, passou. Nenhuma dor, nenhum desconforto.

A não ser quando...

Na ocasião da segunda biópsia que fiz, devido a mais uma elevação de PSA e a uma suspeita mais significante detectada em uma nova ressonância (mas ainda não conclusiva), eu tinha resolvido buscar outra opinião, trocando de médico, seguindo uma recomendação de um conhecido. O procedimento sugerido por este médico, contudo, me deixou um tanto traumatizado.

Segundo ele, que se diga de passagem é um urologista muitíssimo conceituado, o ideal seria fazer a biópsia em um laboratório onde o equipamento de ultrassom era melhor, com imagens mais nítidas, o que aumentaria a probabilidade de encontrar visualmente alguma alteração para fazer a coleta nos pontos certos. Em outras palavras, haveria uma chance maior de conseguir achar os pontos indicados pela ressonância.

Só que...

Como a biópsia seria feita em laboratório, não havia estrutura hospitalar, e portanto, não haveria anestesista disponível. Em outras palavras, a biopsia teria que ser feita sem sedação.

A escolha era minha, eu poderia optar por fazer em hospital, como na ocasião anterior. Na opinião dele, contudo, a visualização da ultrassonografia seria melhor se fosse realizada no local onde ele indicou, e talvez tivesse sido por este motivo que nada tivesse sido detectado na primeira biópsia.

O que faz um leigo nessas horas, ansioso por uma biópsia mais precisa? Aceita a sugestão. Aceitei.

Se a ressonância foi difícil, os leitores podem tentar imaginar uma biópsia sem sedação, com o paciente totalmente desperto e nenhuma anestesia. Eu confesso que que é embaraçoso demais descrever o exame em detalhes, mas a sensação de estar consciente e sentir quando pedaços são extraídos, com um equipamento que faz cortes com impactos, é indescritível.

Já ouvi de mulheres e li que a biópsia de mama é similar, por ser feita em laboratório, sem sedação. Obviamente não consigo e não pretendo comparar, talvez seja igualmente algo próximo a uma sessão de tortura medieval...

Depois deste exame, veio uma nova espera (impaciente) pelo resultado. Impactado pelo aumento do PSA e pela sugestão mais contundente da ressonância de que algo poderia estar errado, a espera pelo laudo da biópsia foi mais tensa ainda. Lembro muito bem do dia em que chegou o e-mail com o resultado, eu estava na academia fazendo musculação.

Ao ver a mensagem, sentado em um equipamento, lembro claramente quando eu estava abrindo o PDF, a ansiedade mais forte do que na primeira vez. Uso óculos de leitura, mas obviamente não os tinha na academia. É bem difícil ler no celular, ainda mais sem óculos, as letras ficam todas embaralhadas, tive que dar zoom na tela até encontrar as palavras tão desejadas: **"Ausência de neoplasia"**. Recordo nitidamente que fiquei de pé e percebi que estava tonto, não tem como descrever a sensação. **Foi uma das melhores que eu consigo lembrar de toda a minha vida, aquela de saber que não tinha câncer.**

Neste meio tempo entre a ressonância e o laudo final da biópsia eu lembro que senti bastante o impacto emocional, a ponto de deixar de fazer algumas coisas por absoluta falta dc motivação, sentido até uma certa prostração para as atividades do dia-a-dia. Se eu olho hoje minhas estatísticas de corrida do GPS, vejo um intervalo em que fiquei sem correr por uns dois meses naquele período, o que confirma que nem uma das coisas que mais gosto eu tinha vontade de fazer.

Voltando ao médico com o laudo da biópsia, bem feliz, recebi uma explicação bem detalhada, que me deixou desanimado. Como já comentei, eu fui aprendendo muitas coisas ao longo da minha jornada, sendo que alguns destes aprendizados nem sempre foram agradáveis.

Em resumo, aprendi que:

O fato de uma biópsia dar resultado negativo não significa que não haja alguma coisa, significa apenas que alguma coisa não foi encontrada. Significa apenas que as amostras coletadas não têm células cancerígenas.

O fato de que as amostras estejam livres de células cancerígenas pode ser casual, visto que em algumas situações é muito difícil que a coleta seja feita exatamente na região indicada pela ressonância. Em casos onde um câncer não esteja espalhado por toda a próstata, pode acontecer esta situação.

Leigamente falando, são possibilidades meio aleatórias. É claro, existe um ponto positivo em um diagnóstico negativo, visto que a próstata inteira não está tomada pelo câncer. Não significa, contudo, que não se tenha a doença.

Que merda!

Não me livrei dos fantasmas, nem com uma biópsia negativa. A conclusão é que eu teria que continuar um monitoramento de PSA. Mesmo sendo relativamente alto, se o nível não variasse, não haveria motivo para preocupações. Era questão de fazer isto semestralmente e manter a rotina anual de consultas.

E assim foi, segui fazendo exames de PSA a cada seis meses. Níveis estáveis, sendo que em um dos exames houve até redução, pequena é verdade, mas era uma redução.

Que coisa boa. Foram dois anos em que os fantasmas tinham virado fantasminhas camaradas e eu quase esquecera deles.

Depois da experiência com o último médico, resolvi trocar novamente.

Busquei novas opiniões e indicações de conhecidos e marquei nova revisão, com um novo profissional. Novo ciclo, novo exame de PSA. Intimamente eu tinha convicção de que, com a última redução medida, era um ritual que se encerraria no início, já que o exame de toque não indicou nenhuma alteração (neste caso, dado o histórico, o médico fez o exame de toque já na primeira consulta).

O resultado deste último exame de PSA foi inesperado. De 4,2 cerca de seis meses antes, o nível passou para 6,7. Algo realmente inesperado e suspeito estava acontecendo. Eu soube deste resultado no dia 23 de julho de 2019, quando foi dada a largada para minha jornada.

Exposto o meu trauma passado sobre a biópsia, o meu novo médico me tranquilizou: *"não se costuma fazer mais biópsia sem sedação"*. Ele recomendou a ressonância em uma instituição que tinha uma tecnologia que permitiria, se necessário, usar as imagens da mesma em fusão com ultrassom em uma posterior biópsia, que seria assim mais precisa. Era uma analogia a usar as imagens da ressonância como um mapa de GPS para navegar quando fosse realizada a biópsia.

Para esta nova ressonância, contei com ajuda de um profissional para tratar da ansiedade e, por recomendação dele, me preparei com um ansiolítico; devo confessar que a experiência foi muito mais aceitável. Foi pior a antecipação do que o exame. A ressonância em si pode ter sido menos sofrida, porém o mesmo não posso dizer do resultado da mesma.

Depois de nova espera pelo laudo com uma boa dose de ansiedade e impaciência, angustiante devido ao resultado do PSA alto, veio o laudo, desta vez **com uma indicação de alta probabilidade de neoplasia (câncer)**, dado um diagnóstico representado por uma sigla de **PI RADS-4**.

Sem entrar em detalhes técnico-científicos, que não domino, um **PI-RADS** é uma escala internacional que vai de 1 a 5, sendo que 1 representa uma probabilidade muito baixa e 5 muito alta de diferenciação de células, ou em outras palavras, de haver um câncer.

Literalmente, um PIRADS-4 significa "clinicamente um câncer significativo é provável".

Para mim, este resultado soou como determinístico. Embora eu tentasse me apegar a uma chance de não ter câncer (ainda não era clinicamente uma confirmação, pois dependia de nova biópsia) eu comecei a me preparar para aceitar que era provável que eu tivesse. Por mais incrível que possa parecer, a dúvida talvez fosse tão angustiante quanto a possibilidade de confirmação.

Uma possibilidade alta não era ainda um diagnóstico comprovado, mas o embate mental era muito pesado. Ao mesmo tempo em que eu começava a me preparar para a fatalidade, uma voz de esperança raquítica e desidratada ainda tentava me dizer que poderia não ser nada.

Quando eu percebia, estava fantasiando abrir o e-mail do laudo e ler *"ausência de neoplasia"*, pensando em repetir a sensação já vivida anteriormente. *Que bom que vai ser*, pensava eu. Em seguida, vinha outro pensamento mais forte, como o típico clichê do diabinho falando no outro ouvido: *"mas como não vai ser nada com este resultado da ressonância? É claro que tem alguma coisa"*.

É impressionante como o inconsciente humano (ou pelo menos o meu) não consegue lidar bem com qualquer ameaça ao bem-estar ou à vida. E é exatamente isto que o arquétipo de câncer representa, uma lembrança da infalibilidade da morte. Por mais que se tente racionalizar sobre os avanços da medicina, sobre as probabilidades de cura quando detectado no início, o inconsciente é mestre em perturbar quando incomodado. Por mais estranho que possa parecer, eu não sentia medo de morrer, apenas de ter câncer.

Se é que algum fato positivo pode ser citado neste novo ciclo do ritual, é que o e-mail com o laudo chegou inesperadamente dias antes da previsão. Eu não estava sequer esperando, quando em uma segunda-feira pela manhã, no trabalho, apareceu o resultado na tela, dentre outros e-mails do dia-a-dia. Até demorei um pouco para perceber o que era, de tão inesperada que foi a chegada. Inesperada também foi a minha reação, quase que automática.

Não sei como, ou talvez por *"já saber"*, abri imediatamente o PDF, sem hesitar, e na tela maior do computador foi mais fácil localizar o resultado na parte final. Logo achei as palavras **"carcinoma"** e **"neoplasia"**. De imediato, sabendo sem querer aceitar, fui para o navegador e *googlei* as palavras.

Foi então que senti uma sensação jamais antes experimentada na minha vida, diametralmente oposta àquela quando eu tinha lido um resultado que dizia que eu não tinha câncer. Agora eu sabia que tinha.

Lembro bem que a tela de resultados do *google* parecia toda borrada, e só apareciam para mim, como se brilhassem destacadas, as expressões **"carcinoma é um tipo de câncer que começa em células..."** e **"como outros tipos de câncer,**

carcinomas são células que se desenvolvem sem controle...”

Honestamente eu tenho dificuldades em expressar com palavras um momento como aquele, o qual não desejo para ninguém. Acredito que não exista pessoa que não seja profundamente impactada pela revelação de que tem câncer. Tentando revisitar aquele instante, não consigo descrever o sentimento. Obviamente é um dos momentos da vida que jamais serão esquecidos, não tem como.

Aquela segunda-feira, 02 de setembro de 2019, jamais será esquecida por mim, até o fim da vida. Eu não sei se é imaginação minha ou se é real, mas parece que um dos pensamentos que me passou pela cabeça foi de alívio, pois pelo menos este tipo de ritual iria chegar ao fim, acabaria. O que me confortava era a possibilidade de ter um diagnóstico no início do desenvolvimento da doença e que a probabilidade de cura, neste caso, seria muito alta. Por outro lado, esta questão de probabilidade alta de cura é bem relativa para quem tem a doença, vou comentar sobre isso no próximo capítulo.

Lembro bem que pensei em como eu iria contar para a minha esposa e meu filho. Em seguida pensei no meu pai, contar ou não contar? Ele já passou por isto, será que eu deveria contar? Estranho como um momento tão impactante deixe na memória sentimentos tão sem detalhes, como se fossem sentidos nas entranhas, mas com as imagens fora de foco.

Bem, o ritual precisava continuar.

O próximo passo era retornar ao médico e definir o tratamento, que pelo que eu já tinha me informado, provavelmente seria uma cirurgia de remoção total da próstata.

Na consulta de retorno ocorreu outro momento marcante. Foram apenas dois dias entre a ciência pelo laudo e a consulta. Ele já tinha recebido o resultado diretamente do laboratório, então me perguntou se eu já o tinha lido. Sim, já sabia do resultado, disse a ele.

Mesmo assim, ele seguiu o protocolo, explicando o resultado, e ao final falando a expressão "...**é um câncer**". Mesmo que eu já soubesse, foi impactante ouvir aquilo.

O laudo de uma biópsia de próstata também é baseado em uma escala, chamada **Gleason**.

É bem complicada para um leigo como eu explicar, mas, para resumir, é uma escala entre 2 e 10, sendo que uma pontuação até 6 pode ser considerada de baixo grau. 7 é considerado intermediário e, entre 8 e 10, de alto grau, ou câncer de alta agressividade.

De acordo com a biopsia, fiquei classificado como Gleason 7 (3+4).

Baseado em um cálculo de que o 7 de meu exame resultou de 3 + 4 (que é um resultado diferente do que 7 resultando de 4 +3), a explicação do médico foi de que se tratava de um câncer de intensidade média, e de acordo com os outros parâmetros relatados pelo laudo, teoricamente estaria contido, restrito à próstata e, provavelmente, não teria afetado outros tecidos externos.

A conclusão é que, dentre os piores resultados, este era o menos ruim. Quer dizer, se fosse Gleason 6 ou menos, talvez nem fosse necessário tratar, poderia ser apenas acompanhado (quando ele falou isto eu pensei comigo mesmo, *"ainda bem que não é 6, pois a aflição persistiria por mais tempo"*).

Porém...

Seguiu-se a explicação de que mesmo com a retirada completa da próstata e das vesículas seminais, estando os nódulos restritos e contidos (eram 3 tumores na verdade), existe uma probabilidade de que alguma célula possa ter "escapado" para a corrente sanguínea e contaminado algum outro tecido, deixando algum resíduo de câncer mesmo após a remoção completa. Neste caso a sequência do tratamento deveria ser radioterapia.

Foi aí que eu pensei comigo: *"não acredito, quer dizer que nem tirando tudo o pesadelo vai acabar? "*. Com esta eu não contava, pois eu já me preparava para encarar a cirurgia (mesmo com o medo das possíveis sequelas) e logo depois ficar livre. Fiquei abatido, e muito.

Para esclarecimento, o médico apresentou as opções de tratamento, sendo uma delas a realização de radioterapia ao invés da cirurgia de remoção. É um processo menos radical do que a remoção total da próstata, porém é mais longo, incerto, sujeito aos mesmos riscos e igualmente sem resultado garantido.

A recomendação dada, comum para pacientes na minha idade, foi pela cirurgia, embora a decisão final sobre o tratamento fosse minha.

Optei pela cirurgia, e felizmente pelas circunstâncias, pude fazer a opção pela tecnologia robótica, que é menos invasiva, diminuindo o tempo de recuperação e reduzindo riscos de sequelas.

E os riscos, quais são?

Isto foi deixado bcm claro nesta consulta, foram esclarecidos de forma bastante protocolar, mas empática. **São dois grandes riscos, incontinência urinária (e**

necessidade de uso de fraldas) e impotência sexual, também chamada de disfunção erétil. O primeiro é devido à uretra ser "reconectada" à bexiga junto ao esfíncter, e o segundo pela chance de afetar um nervo responsável pela ereção. Convenhamos que para homem nenhum qualquer destas perspectivas pode ser encarada com indiferença.

De qualquer maneira, o ritual ainda não terminava aí. Antes da cirurgia 4 exames pré-operatórios deveriam ser feitos, 2 tomografias (abdômen e tórax), uma cintilografia óssea e exames de sangue, além de uma consulta para obter um atestado de cardiologista. As tomografias tentam identificar se algum órgão apresenta alguma alteração, e a cintilografia óssea busca avaliar se há alguma suspeita de câncer nos ossos.

Com uma confirmação de câncer, muito abatido, foram duas novas esperas por laudos que testaram ao limite a minha resistência mental.

Imagine, leitor, pensar na possibilidade de ter uma metástase para os ossos ou para o pulmão...é muito assustador. Felizmente, no meu caso, estes novos exames apresentaram resultado negativo. Em certo momento cheguei a pensar que era um alívio ter um câncer só na próstata. De certo modo era.

***

A partir do momento que eu tomei conhecimento da confirmação do câncer, não consigo descrever o sentimento. Entrei em uma espécie de hibernação acordado, mesmo tendo tentado continuar com a vida normal, indo trabalhar, indo à academia fazer musculação e correndo. Parece que algumas vezes eu via o mundo passar em câmera lenta, às vezes dava uma sensação estranha de não conseguir se conectar com o presente. É muito complicado de descrever, mas tem momento em que parece que se é tomado pelo pensamento de uma forma tal que nenhum outro sentido funciona direito. Pensamento na cirurgia, nas possíveis sequelas, no que podia dar errado...*e se der tudo certo, quando a vida voltaria ao normal?*

55

É muita carga, nesta altura o
fantasma virou um demônio.

Maneiras de encarar o câncer

Não acredito que exista alguma maneira fácil de encarar um diagnóstico de câncer. É impossível, portanto, que este assunto não se torne quase onipresente nos pensamentos quando a pessoa se depara com a possibilidade real de diagnosticá-lo e, evidentemente, com o diagnóstico confirmado.

Passam muitas coisas pela cabeça constantemente, algumas delas racionais, outras nem tanto, que beiram o absurdo. Na verdade, não acredito que alguém consiga levar uma vida normal sabendo que tem um câncer.

Por mais que eu tentasse racionalizar que cientificamente sempre existe a probabilidade de que algumas células se descontrolem e passem a reproduzir-se indiscriminadamente, e que isto pode acontecer a qualquer ser humano, foi inevitável que eu me perguntasse: *"por que eu"*?

No meu caso, o de câncer de próstata, o fato de que o meu pai teve a doença me transformou automaticamente em um paciente de atenção. Logo que o meu nível de PSA foi detectado como anormal para a minha idade (com pouco mais de 40 anos), comecei um acompanhamento mais intensivo. Mesmo não existindo um padrão para o que possa ser considerado alto, de forma geral o nível esperado para homens jovens é abaixo de 1. Como à época meu resultado foi acima de 1, de acordo com a ciência e a lei das probabilidades, eu sabia que devia me preparar para esta possibilidade.

Eu sempre achei que estivesse me preparando. Pensando melhor, acho até que sempre estive pelo menos considerando uma possível fatalidade. No dia que o nível de meu PSA aumentou de forma um pouco mais contundente e comecei uma investigação seguindo os passos tradicionais do ritual – ecografia, ressonância magnética e biópsia – eu percebi que nenhuma preparação tinha sido suficiente, sempre existiu uma espécie de queda de braço entre eu saber que poderia acontecer e esquecer para não sofrer por antecipação.

Confirmado um diagnóstico negativo, era melhor nem pensar no assunto até o próximo ano – ou próximo semestre. Eu tentava esquecer mesmo, só que às vezes não conseguia. É engraçado, mas eu esquecia sem esquecer. De vez em quando surgia uma notícia de que um conhecido tinha sido diagnosticado com câncer e pronto, voltavam os fantasmas. Depois de um curto tempo, iam-se.

Não sei bem como definir, mas isto não chegava a ser um peso, a vida seguia normal, era mais parecido com uma pequena pedra no sapato, tão pequena que de vez em quando desaparece sem ser retirada.

***

Um sentimento contraditório que me aflorou quando ficou confirmado que eu tinha câncer foi em relação à tal alta probabilidade de cura. Costuma-se ouvir que o câncer de próstata, quando descoberto no início, tem alta probabilidade de cura, algo como 95%. Para as pessoas que enxergam de fora, isso parece uma estatística bastante tranquilizadora, não existem razões para se preocupar, afinal, só 5% dos casos não conseguem cura. Quando eu soube do câncer do meu pai, foi exatamente assim que pensei. Para que tem a doença e pode se transformar em uma ocorrência estatística dentre os 5%, posso garantir que a tranquilidade não é tão grande.

Posso dar um exemplo com uma analogia, através uma singela pergunta para você, prezado leitor: se as estatísticas mostrassem que 5% dos voos sofressem acidentes aéreos, você andaria de avião? Por que não? São 95% de chances de não acontecer nada...

***

Saindo da área da racionalidade, apareciam alguns pensamentos ridiculamente absurdos:

Seria o câncer um merecimento?

Um pagamento por alguma culpa?

Um castigo?

Eu não pretendo desviar para este lado esotérico, até porque também não é minha intenção abordar a questão de fé ou religião, não por desmerecer ou não acreditar, mas para manter o foco nos sentimentos, pensamentos e na linha de tempo que se desenrolou desde a investigação até o tratamento.

Para deixar registrado, de qualquer forma, não acho que seja um castigo ou que eu tenha merecido passar por isto.

Ninguém merece

A expectativa é diferente da realidade

Se deixarmos de lado a doença por um momento, é coerente admitirmos que muitas vezes o que se espera de alguma coisa é diferente da realidade.

Isto vale para praticamente tudo na vida, coisas ruins e também para as boas. Quem já não esperou muito por algo que depois, quando aconteceu, não era o que imaginava? Exemplos não faltam, pode ter sido uma excursão na escola, uma festa, uma viagem, um namoro, enfim, com certeza todos devem lembrar de alguma coisa que na realidade acabou sendo bem diferente do que a expectativa projetava.

Pois em um caso extremamente ruim, como o do câncer, acontece o mesmo. Por mais que eu pensasse que estivesse me preparando para o inevitável, racionalizando, projetando como me sentiria, não chegou nem perto de como foi o sentimento real de quando o câncer foi confirmado. Nem perto mesmo.

Eu confesso que senti o golpe, demorei vários dias inclusive para conseguir falar a frase *"eu tenho câncer"*, pois por um tempo isto não parecia real. A projeção sobre uma dor não significa senti-la, a realidade dói muito mais.

Menos mal que o oposto também é verdadeiro, ou seja, a lembrança sobre uma dor não reproduz a intensidade em que a mesma era sentida.

Medo e negação

Acredito que ser humano signifique, dentre várias coisas, ter medo. Impossível que alguém nunca o tenha tido, ou não o tenha.

Segundo uma das definições genéricas, medo é *"um estado emocional provocado pela consciência que se tem diante do perigo; aquilo que provoca essa consciência"*. Como escrevi anteriormente, eu acredito em uma espécie de medo coletivo do câncer. Bom, por que as pessoas têm medo de câncer? Por duas razões, medo de sofrerem e medo de morrerem. É inevitável associar a doença a ambos.

Dentre todos os sentimentos humanos, o medo talvez seja um dos que mais atormenta, pois ele tem a capacidade de tornar-se onipotente, ele simplesmente consegue paralisar uma pessoa, por mais que se tente racionalizar para combatê-lo. Não existe uma fórmula mágica para vencer o medo, mas um jeito que pode se mostrar eficaz para o inconsciente é a negação, negar que existam a ameaça e o perigo.

Pois é isto que me passava pela cabeça inúmeras vezes à medida que eu temia ter câncer e depois quando eu confirmei que tinha.

Por mais de uma vez eu me peguei pensando que talvez o material examinado tivesse sido trocado, que o laudo tinha o meu nome por engano, que na biopsia as amostras tinham sido trocadas, enfim, que havia algum erro em algum procedimento e que eu não tinha câncer. A mente, ameaçada pelo medo, tenta de qualquer forma se livrar da ameaça, inúmeras vezes me peguei negando a situação.

Legal é não temer

Já ouvi dizer que o ser-humano é a única espécie que tem consciência da inevitabilidade da morte, ainda assim todos conhecemos ou ouvimos falar de pessoas que não têm medo de morrer.

Há quem não tenha medo de altura, enquanto outros o tem. Alguns não tem medo de aviões, enquanto outros não conseguem sequer entrar em um. Não sei se posso dizer que admiro quem não tenha medo, pois as particularidades das experiências individuais não são comparáveis. Não acho que seja nada demais eu não ter medo de voar, também não penso que seja nada de menos que alguém tenha essa fobia. Pensamentos e sentimentos não têm escala e não são comparáveis.

***

Vivemos na era das aparências, amplificada pelas redes sociais. Publicamente a maioria das pessoas aparenta levar uma vida perfeita. Isto é tese comprovada de estudos psicológicos e sociológicos, levando uma certa dose de angustia a algumas pessoas que ficam constantemente comparando-se com as que tem uma "vida maravilhosa".

Todos temos percepções diferentes da realidade, certo? Em se tratando de sentimentos e da intensidade dos mesmos, nem se fala, pois são subjetivos e determinados pela soma de atributos individuais de cada um. A forma que reagimos aos fatos da vida faz parte da personalidade e do jeito de ser de cada um.

É provável, portanto, que muitos homens tenham passado pela experiência de descobrir um câncer de próstata sem terem sentido sequer uma fração do que eu senti. Para eles, meus sentimentos e medos certamente soam exagerados, talvez pensem que eu esteja sendo dramático. Quem sabe estejam certos.

Eu não penso em comparar e não ouso pensar sob a ótica de certo ou errado. Meus sentimentos foram de medo, angustia e impaciência, mesmo que eu não preferisse me sentir assim. Não creio que existam sentimentos errados.

Algumas vezes me peguei pensando sobre eu estar ou não me fazendo de vítima ou exagerando no drama, por incrível que pareça, isto às vezes gerava até culpa.

É verdade que esta atitude não se dava verbalmente em relação a outras pessoas, era coisa de pensamento – inclusive mais adiante vou abordar esta questão de como relacionar-se com a família e outras pessoas.

O pensamento recorrente opressivo

Ter a consciência de que se tem um câncer não é algo que se consiga arquivar em alguma gaveta no depósito do inconsciente para acumular poeira. Não importa o que se tente fazer para se distrair, ocupando-se com continuar vivendo, preenchendo a vida com trabalho ou atividades de lazer, o pensamento sobre o câncer insiste em voltar à tona frequentemente.

***

Seja no meio de uma reunião ou concentrado em alguma atividade intelectual, do nada surgia na mente um aviso luminoso e sonoro do tipo *'putz, eu tenho câncer'*.

Assistindo um filme, correndo, bebendo um bom vinho, ouvindo música ou lendo um livro, em alguns momentos de distração parecia que a vida estava normal, quando do nada surgia novamente o alerta. Quando ele surgia era como um banho de água fria, um incômodo que voltava a lembrar que a vida não seguia seu curso habitual.

O pensamento é poderoso, se tem uma coisa que eu não conseguia é "pensar em não pensar sobre o câncer". Existem exemplos clássicos sobre isto, seria o mesmo do que agora eu dizer a você, leitor, para não pensar em um cavalo. Aposto que você pensou em um cavalo!

A diferença é que a lembrança do câncer não é algo acessório na vida de ninguém, é um pensamento que quando recorrente, torna-se opressivo e acaba sugando muitas energias.

É estafante.

O que é esperança?

Falei em medo, em negação, em pensamentos disfuncionais e opressivos. É a realidade que vivi em um período difícil de reflexão que me levou a outra conclusão:

Assim como o ser humano é o único com consciência da morte, acredito que seja o único que consiga (ou precise) esperar que as coisas melhorem.

Isto me levou a pensar sobre o que significa esperar, querer ou acreditar que as coisas possam melhorar.

Me parece que o significado pode ser definido por duas palavras, esperança e fé, embora ambas parcçam ser a mesma coisa. Não sei bem se têm diferença, mas se ela existir talvez seja porque a segunda é temperada por molhos de crenças espirituais, esotéricas ou relacionadas à religião. A esperança é parecida, ou a mesma coisa, exceto que não se prende somente ao lado religioso. Não deixa, contudo, de ser misteriosa.

Já vi casos de pessoas em situações de doença terminal que aparentemente não perdiam a esperança. Mesmo em estado gravíssimo esperavam tão somente conseguir passar o próximo natal com a família... que esperança! Impressionante a adaptação do ser humano às adversidades.

Talvez a maior consciência que eu tenha adquirido como resultado da experiência que vivi é que é impossível viver sem esperança, ou sem fé.

Como lidar com a família?

Obviamente esta não é uma questão para a qual existe uma resposta pronta ou uma fórmula, pois depende da condição de cada indivíduo em relação à sua estrutura familiar e ao grupo de pessoas mais próximas.

Eu sempre compartilhei com minha esposa e meu filho informações sobre as etapas do ritual, informando sobre o que seria avaliado em cada exame, os resultados que seriam esperados (ou não) e os diagnósticos confirmados. Não consigo dizer exatamente o que eles sentiam, mas as reações sempre foram as de verbalizar apoio da melhor forma que as pessoas conseguem, dizendo que eu não deveria me preocupar e que tudo daria certo.

Nas situações de diagnóstico "bom" obviamente houve um alívio geral e a vida seguiu seu curso. Logo após o derradeiro diagnóstico de um PSA com variação bem significativa, o último que culminou na confirmação do câncer, fizemos uma viagem bem agradável de férias em família, ignorando totalmente as perspectivas do cenário que poderia vir pela frente.

No dia em que tive o primeiro resultado de ressonância que indicava uma suspeita muito alta de câncer (aquele do PIRADS-4), lembro que o impacto sobre eles foi grande. Não foi algo explícito ou verbalizado, mas eu percebia pela linguagem não verbal.

Com isso, por mais incrível que possa parecer, aflorou em mim um novo sentimento, que era absurdo, mas real: culpa.

Eu demorei a perceber, mas analisei e percebi que no fundo eu me sentia mal por fazê-los passar por aquilo. Por mais irracional e injusto que soe, era o que eu sentia, tive que trabalhar nisto ao buscar ajuda profissional (vou falar mais à frente sobre a importância que um apoio externo me trouxe).

Fui transparente com eles, expus a situação, obviamente o choque aconteceu, eu percebi claramente. Com a confirmação do diagnóstico de câncer, percebi que desenvolvi alguns conflitos:

A partir daí, como eu deveria agir?

Não tocar no assunto e fingir que nada estava acontecendo?

Tentar sempre representar que eu estava bem, mesmo nos meus piores momentos?

Ou ficar tocando no assunto repetidamente, com receio de não os deixar esquecerem do assunto?

Não existe uma receita certa, eu falava algumas coisas quando sentia necessidade de conversar, sendo que minha esposa manifestava uma preocupação em uma medida muito adequada, nem demais nem de menos, sua atitude de carinho e apoio louváveis.

Meu filho, jovem adulto, é mais fechado, evitava tocar no assunto diretamente comigo, perguntava pouco, mais por ser uma característica pessoal dele, com certeza.

Minha esposa me falava que eles conversavam muito sobre o assunto e que ele obviamente estava muito preocupado. Acredito que a minha parte eu fazia, pois sempre tentei deixá-los informados e cientes de todo o processo.

Tive também dúvida quanto a contar ou não para o meu pai, que já tinha passado por esta situação e tem uma certa idade avançada. Pensava em poupá-lo da má notícia, mas ao mesmo tempo ficava imaginado que eu gostaria que meu filho compartilhasse as suas dificuldades comigo para eu poder apoiar.

Demorei um pouco para decidir, troquei ideias com a minha irmã e concluímos juntos que ele deveria saber. Como não moro na mesma cidade do meu pai, a tarefa ficou a cargo dela, que se voluntariou para contar (moram próximos). Surpreendentemente, segundo ela, ele reagiu muito bem, me ligou logo depois que ficou sabendo e me apoiou em uma medida muito adequada. Minha conclusão é que eu acabei fazendo bem a ele dando a oportunidade de me apoiar.

Para quem vive uma situação de câncer, as relações pessoais são de um equilíbrio muito difícil. Tem vezes em que a gente consegue esquecer da doença, mas quando alguém vem perguntar como se está, obviamente é uma lembrança que retorna justamente em um momento que se tinha esquecido. Por outro lado, quando o interesse é genuíno, o direito é pleno e justificável.

No outro sentido eu pensava o mesmo, se eu sentisse vontade de falar do assunto, poderia estar provocando uma lembrança negativa nas pessoas no momento em que elas tinham esquecido.

Qual é o melhor jeito, então, de lidar com a família?

Não existe um melhor jeito, ou se existir, eu não descobri. É bem verdade que eu encontrei um jeito meu, particular, de

lidar com a situação sem falar a toda hora
com as pessoas, que foi escrever. Durante a
jornada eu passei a escrever bastante,
anotações e registros de sentimentos que
resultaram neste livro. Como já comentei,
foi uma ótima ferramenta de catarse pessoal,
como se eu falasse comigo mesmo para não
incomodar os outros.

Como me comportar publicamente?

As considerações do capítulo anterior foram em relação à minha família, mas outra dúvida que tive foi em relação a como eu me sentiria melhor para lidar com a situação relativamente às demais pessoas de convívio, incluindo as do trabalho.

Por característica de personalidade e opção pessoal, bem resolvida, diga-se de passagem, me considero reservado e até em certa medida introvertido. Introversão é diferente de timidez, não sou tímido, apenas opto por ser, como se diz popularmente, "mais fechado" e não expor intimidades. Não quer dizer que eu julgue ou ache inadequado quem age diferente, mas não costumo compartilhar em redes sociais, por exemplo, coisas pessoais.

Como resultado de meu jeito de ser, fiquei com uma grande dúvida em relação a contar aos outros ou não sobre o meu câncer.

Minha escolha foi não ficar falando sobre a doença com todos com quem mantive algum contato, muito menos compartilhar em redes sociais.

Decidi restringir a "divulgação" às pessoas de relação direta no trabalho e às que seriam impactadas pela minha ausência devido ao tratamento, além de algumas outras com quem algum compromisso tivesse eventualmente que ser adiado, em função da maratona de exames e preparativos para a cirurgia e da própria cirurgia em si.

Por outro lado, não pedi que ninguém mantivesse segredo, afinal não era algo que eu precisasse esconder.

Como já escrevi, o pensamento sobre a doença fica um tanto onipresente em todas as direções, o que incluía não só eu em relação aos demais, como também os outros em relação a mim.

Lembro que quando conversava com as pessoas, bem lá no fundo, ficava tentando adivinhar se sabiam ou não sobre a minha doença. Eu acredito que quem soubesse também ficasse um pouco em dúvida sobre como se comportar em relação a mim, se deveriam tocar no assunto ou não; talvez até sentissem algum tipo de empatia misturada com um sentimento de alívio, do tipo *"que f***, eu não queria estar na pele dele"*...

Buscando ajuda profissional

Neste último ciclo de jornada, o que eu chamo de "derradeiro", aquele que culminou na confirmação do diagnóstico de câncer, tomei uma decisão que me ajudou muito: busquei ajuda de um profissional de saúde mental, um psiquiatra.

Me parece que este é um outro tabu tácito na nossa sociedade: homem que é homem não precisa de psicólogo, ou especialmente de psiquiatra, que é coisa para doente mental ou louco.

Eu fiz psicoterapia por um bom tempo com um psiquiatra, ajudou muito no meu autoconhecimento e na solução de algumas neuroses, o que melhorou muito a minha qualidade de vida.

Neste caso específico do câncer, porém, não procurei psicoterapia, mas sim um apoio pontual, comportamental e orientado principalmente a lidar com a ansiedade decorrente da situação. O profissional que consultei é psiquiatra especializado em ansiedade e terapia cognitivo comportamental.

Devido provavelmente à pressão emocional a que fui submetido, somada às demais vicissitudes da vida moderna, fui diagnosticado com princípio de depressão. Não sei se é impressão minha, mas algumas pessoas se sentem constrangidas em falarem que têm depressão.

Sempre fui resistente a tomar medicamentos, não foi diferente neste caso, mas acabei convencido pelo psiquiatra de que, dada as circunstâncias, seria melhor eu tomar um antidepressivo. Relutei mas aceitei. Embora me tenha sido indicado também o uso moderado de ansiolíticos, jamais os usei, exceto uma única vez antes da última ressonância magnética. Costumo falar que meu melhor ansiolítico é a corrida.

Em poucas sessões e com o apoio de medicamentos adequados, senti que meu estado emocional se estabilizou muito, tenho convicção de que suportei todo o processo com muito mais estabilidade de emoções e resiliência mental.

A terapia cognitiva comportamental ajudou muito com técnicas para desviar do pensamento disfuncional catastrófico para o foco em possíveis cenários positivos, além de exercitar a preparação para eventuais situações não desejadas. Isto é obtido por exercícios amparados por técnicas. Juntamente com o apoio da medicação, realmente me senti melhor.

Na prática, o que aconteceu é que a intensidade de pensamentos negativos e catastróficos diminuiu bastante, juntamente com a ansiedade. Claro que depois que tudo que é ruim passa, parece que não era tão desagradável assim, mas é importante ressaltar que os possíveis cenários bons que eu exercitava acabaram acontecendo. Se eu tivesse tido a capacidade, obviamente gostaria de ter me preocupado menos, sendo que teria chegado ao mesmo resultado.

Escrevi no início e é importante relembrar que o meu objetivo não é oferecer dicas de autoajuda, mas **se eu tivesse que destacar alguma sugestão para quem vai passar por esta situação, ela certamente seria:** *busque ajuda profissional*, **vai diminuir a sua ansiedade, suas angustias, seu sofrimento**.

A resignação e uma nova maratona: a cirurgia

Cheguei até aqui passando pelo que chamei de ritual do diagnóstico, encarando a fatalidade, negando-a, sentindo ansiedade, medo e esperança, até ter certeza de que eu tinha realmente um câncer. Agora era o momento de realizar o tratamento, para o que optei pela ***prostactetomia radical***, que significa passar por uma cirurgia para remover a próstata, as vesículas seminais e seccionar o canal que leva os espermatozoides ao pênis. A cirurgia e a recuperação, para mim, representaram uma verdadeira maratona, depois da jornada de diagnóstico.

A maratona começou antes da cirurgia em si, pois foram solicitados vários exames pré-cirúrgicos, compreendendo 2 tomografias computadorizadas (de abdômen e tórax), uma cintilografia óssea, exames de sangue e urina e ainda uma consulta com um cardiologista para obter um atestado.

As tomografias procuram identificar se algum órgão apresenta alteração que sugira um tumor, enquanto a cintilografia óssea busca avaliar se há alguma suspeita de câncer nos ossos. Vale lembrar algo que descrevi no capítulo sobre a importância do diagnóstico, isto seria a manifestação da metástase.

Com um diagnóstico de câncer confirmado e a pressão emocional exponencialmente maior, encarei duas novas esperas por laudos que testaram ao limite a minha resistência mental. Imagine pensar na possibilidade de, não só ter câncer na próstata, mas ter uma metástase para os ossos ou para o pulmão!

Não é coisa para amadores na área de resistência mental e controle emocional.

Felizmente, no meu caso, estes novos exames não resultaram em diagnósticos não desejados. Em certo momento, aliviado, cheguei a pensar que era sorte ter só um câncer na próstata. E pensando bem, foi mesmo.

***

Como felizmente sempre tive boa saúde, para mim a rotina de um hospital era totalmente desconhecida, quanto mais a de uma cirurgia. Confirmada a data, nada restou fazer senão resignar-me e focar nos exames pré-cirúrgicos que eram necessários, para depois tentar esquecer de tudo até que o derradeiro dia chegasse.

Consegui marcar a cirurgia para cerca de 3 semanas após o diagnóstico ser confirmado (agendar uma cirurgia requer um alinhamento de agenda do médico, sua equipe e o centro cirúrgico do hospital), o que foi um tempo bem apertado, dada a necessidade de marcar e realizar os exames pré-cirúrgicos (os quais, ainda por cima, exigiam submissão para aprovação de meu plano de saúde). Tentei fazer desta forma, o mais rapidamente possível, porque queria acabar logo com tudo. Dediquei um bom tempo a planejar (agendar) e realizar todos os exames em cerca de 2 semanas.

Felizmente consegui todos os laudos e o atestado do cardiologista neste curto período. Confesso que gastei um bom tempo no planejamento e execução desta empreitada, para que tudo se encaixasse.

À medida que o dia da cirurgia se aproximava, eu me sentia estranhamente calmo, parte pelo resultado do tratamento da depressão e parte pela iminência de que logo tudo logo estaria finalizado. Tomei a decisão de fazer o possível para não me deixar abater. Como apoio de preparação, intensifiquei as corridas e mantive a frequência na musculação, certo de que o bem-estar físico iria auxiliar na recuperação.

Eu poderia escrever muito sobre as maravilhas que a corrida proporciona, dentre elas, como no meu caso, o controle de ansiedade (como costumo repetir, é o meu rivotril natural). Como corri bastante no período anterior à cirurgia, estava muito bem preparado fisicamente, o que se mostrou, posteriormente, muito útil para a recupcração.

***

Como já citei, optei pela cirurgia, a qual é chamada de **prostactetomia radical**, podendo ser realizada pelo cirurgião de três maneiras distintas: de forma totalmente tradicional, por vídeo-laparoscopia ou, em alguns casos onde a tecnologia esteja disponível, com apoio de tecnologia robótica, realizada pelo robô Da Vinci, um dos recursos cirúrgicos mais avançados do mundo.

A robótica aumenta a precisão cirúrgica, é menos invasiva e, portanto, diminui a perda de sangue e a probabilidade de sequelas, além de diminuir o tempo de recuperação (com consequente menor tempo de hospitalização).

Alguns podem estar se perguntando por que então todos não optariam sempre por esta possibilidade mais avançada, se é reconhecidamente a melhor em todos os aspectos. Todos que puderem, deveriam, mas existem alguns entraves. Em primeiro lugar, é uma tecnologia nova, muito cara e ainda restrita a grandes centros. Como consequência, pelo alto custo de investimento, é um procedimento caro, para o qual os planos de saúde não dão cobertura (não posso afirmar que todos não cubram, mas acredito que, senão todos, a grande maioria). Tenho um bom plano de saúde, mas o mesmo não deu cobertura para a escolha pelo uso do robô.

Dado o meu histórico e a minha condição de risco, eu tinha contratado um seguro de vida com cobertura de doenças graves – câncer entre elas – que me deu tranquilidade para lidar com esta questão financeira.

Uma recomendação que eu ouso dar é que os leitores se informem sobre a viabilidade de contratarem um seguro com cobertura de tratamento de câncer. É claro que isto depende da condição financeira de cada um, mas não custa avaliar a possibilidade.

Qualquer que fosse o método de cirurgia escolhido, um fato me gerava preocupação quanto à recuperação: seria necessário ficar com uma sonda entrando pelo canal do pênis, ligada diretamente à bexiga, por cerca de 7 dias, ou talvez mais.

***

A cirurgia

No dia da cirurgia, me foi solicitado chegar ao hospital, para check-in, uma hora e meia antes do horário marcado. Não foi necessária nenhuma preparação especial, exceto um jejum de 8 horas devido à anestesia geral.

Feito o check-in, esperei pouco e logo fui chamado para o bloco cirúrgico, quando troquei a roupa pelo avental e aguardei pela entrevista com a anestesista, para perguntas protocolares, orientações gerais e esclarecimento de dúvidas que eu tivesse. Neste momento foi permitida a entrada de um familiar, tive a companhia de minha esposa.

Em seguida, houve uma nova espera de cerca de uma hora (sinceramente eu estava estranhamente calmo), até que fui novamente chamado. Despedi-me de minha esposa e meu filho, que fora chamado à porta do bloco.

Entrei na sala de cirurgia caminhando, lá estavam o médico e sua equipe, incluindo a anestesista. O clima estava bem descontraído, fui apresentado ao robô, que me lembrou uma aranha mecânica de filme de ficção científica, com suas garras metálicas. Deitei à mesa ainda tranquilo e pouco depois que a anestesia intravenosa começou a ser administrada, ao me colocarem a máscara de oxigênio sobre o nariz e a boca, apaguei completamente.

***

Ao fazer-se a luz, abri os olhos na sala de recuperação, aquela com as cortinas que separam os leitos, com uma enfermeira perguntando meu nome, minha data de nascimento e se eu estava bem. Respondi e logo apaguei novamente.

Ao acordar mais tarde, sem ideia de quanto tempo tinha passado, vi minha esposa e meu filho ao lado da cama. Eu até consegui falar algumas palavras, mas lembro que era bem difícil. Só então me dei conta que tinha uma espécie de massageador elétrico envolvendo ambas as pernas, que fazia movimentos contínuos de massagem. Com dificuldade perguntei à enfermeira o que era aquilo, era um mecanismo para evitar embolia – com a hemorragia interna causada pela cirurgia poderia haver o risco de coágulos obstruírem algum vaso sanguíneo.

Quase instantaneamente, mesmo sentindo aquele torpor, lembrei da sonda. Eu já tinha sido informado pelo médico de que ficaria com uma sonda diretamente na bexiga, com a mangueira entrando pelo pênis, por pelo menos 7 dias.

Ah, sonda!

Levantei o avental para conferir, olhei e lá estava ela. Lá estava a materialização da minha preocupação, minha companhia inseparável dos próximos dias. Tive outro pensamento estranho naquele momento, não sei de onde veio...fiquei pensando se não tinha a possibilidade de aquilo estar sendo um sonho e que eu acordaria na minha cama em casa...não era.

Naquele momento eu sentia duas coisas: sonolência e náusea. Me deram água para beber e algo para comer, não consegui, o enjoo era muito forte. Acredito que tenham se passado umas 4 horas até que me levaram para o quarto, depois de ter acordado com uma transpiração intensa e uma sensação horrível de não-sei-bem-o-que. Mais tarde meu filho me comentou que eu estava branco como os lençóis da cama.

***

Lembro como se fosse hoje a sensação do deslocamento da cama sendo empurrada pelos corredores e elevadores, uma imagem típica de filmes em que um paciente deitado só enxerga o teto e as luzes que vão passando sobre seus olhos... Mesmo com a movimentação lenta da cama o enjoo estava bem forte.

Dor?

Mesmo sob algum efeito residual da anestesia e com três tipos de analgésicos ministrados de 3 em 3 horas intercaladamente, sendo um deles injetado na veia, a dor mais forte que eu sentia naquele primeiro momento era na garganta. Me disscram que era causada pela "entubação" da anestesia geral. Além da dor na garganta, continuava com o enjoo e o cansaço.

Fui levado para o quarto por volta de 1 hora da manhã, optei por ficar sozinho, insisti para que ninguém da família ficasse no hospital.

Outra dor forte começou a aparecer quando eu tossia. Devido à lesão na garganta, uma irritação permanente provocava uma tosse intermitente, bem forte por sinal. Naqueles momentos a dor se tornava bem intensa, pela movimentação impactante que a tosse causa no abdômen.

No dia seguinte à cirurgia, logo cedo pela manhã, fui auxiliado por enfermeiras para levantar da cama e dar alguns passos pelo quarto, quando me orientaram que isto era importante para ajudar na recuperação. Por questão de segurança, por ser a primeira vez que levantei, teve que ser na presença delas.

À tarde, com minha família, levantei novamente da cama, sem ajuda, já conseguindo caminhar um pouco mais. Cerca de 24 horas depois da cirurgia cheguei até a dar alguns passos pelo corredor do hospital (levando junto a bolsa de urina, claro).

Existe um detalhe que não pode deixar de ser registrado, um grande desconforto que senti, como resultado da cirurgia robótica. Para facilitar o procedimento, uma boa quantidade de gás carbônico é injetada no abdômen, o que o deixa muito "inchado" (muito mesmo!) Isto causava uma sensação desconfortável, principalmente porque restringe o espaço do pulmão, dando a impressão de que não se consegue respirar direito, como se não fosse possível encher todo o pulmão de ar.

No segundo dia após a cirurgia continuei andando bastante pelo quarto e pelo corredor, passei a maior parte do tempo fora da cama. Como estava me sentindo melhor, comecei a sentir o tédio da internação.

No terceiro dia pedi para não tomar mais os analgésicos orais, sentia irritação estomacal com os remédios. Como resultado, comecei a sentir uma certa dor constante no abdômen, que era suportável para mim, preferível à agressão ao estômago – a situação só piorava mesmo quando eu tossia. Era uma dor similar àquela muscular que eu sentia quando exagerava nos exercícios abdominais – embora bem mais intensa.

Ainda neste dia tive ajuda de uma fisioterapeuta que me orientou em alguns exercícios respiratórios (devido à compressão do pulmão causada pelo gás no abdômen) e me ajudou com movimentos básicos de ativação e alongamento musculares. Segundo ela, minha recuperação estava sendo excelente, o que me leva a crer que a opção por focar em preparação física antes da cirurgia foi uma decisão acertada.

Daí resulta uma sugestão que posso dar sem medo de errar, de que a preparação física é muito importante quando alguém for passar por um procedimento cirúrgico.

Àquela altura, estava me sentindo pronto para ir para casa.

À noite, na visita do médico, ficou combinado que se nenhum imprevisto surgisse, no dia seguinte eu receberia alta.

E assim foi, no terceiro dia após a cirurgia fui liberado do hospital.

Como esperado, a decisão pela cirurgia robótica mostrou-se a melhor escolha. Tive uma recuperação relativamente rápida, o que é atribuído à maior precisão e menor invasão do procedimento (foram ao todo 4 pequenas incisões de cerca de 2 centímetros e uma de uns 4 centímetros, no máximo – todas no abdômen).

Tenho que confessar, 3 dias em um hospital já estavam me enlouquecendo! Além do confinamento, a rotina de intervenções das enfermeiras a cada três horas, mesmo durante a noite, dificulta o sono. Sem contar que a sonda já mostrava a que vinha, comecei a perceber o tamanho do incômodo que a nova companheira me traria por uma semana inteira.

A verdade precisa ser dita, é muito desconfortável.

No dia da alta, o pessoal de apoio do hospital me levou em cadeira de rodas até o estacionamento (normas da casa). Me senti estranho, apenas 5 dias antes eu estava correndo no parque com um desempenho de alguém bem preparado fisicamente, mas agora me sentia muito cansado e sendo empurrado na cadeira com uma bolsa de urina pendurada nela.

Lar, doce lar. E a desejada separação

Enfim em casa!

Saí do hospital por volta do meio-dia. Naquela mesma tarde, e ainda à noite, o hospital não tinha saído de mim, eu sentia cheiros e parecia estar ouvindo os barulhos da rotina hospitalar. Ao tentar dormir eu tinha a sensação de que uma enfermeira iria entrar no meu quarto a cada três horas. Para piorar, sentia dores intensas quando tossia.

No dia seguinte a situação melhorou, já consegui me sentir finalmente em casa. Obviamente a minha companheira inseparável, a sonda, continuava comigo.

Fui me adaptando rápido à convivência com ela, comecei a arquitetar maneiras de acomodá-la junto a mim ao sentar, deitar no sofá, tomar banho e também nas necessidades fisiológicas.

É incrível como o ser-humano se adapta às dificuldades, em pouco tempo eu tinha os pontos de apoio para pendurá-la onde quer que eu estivesse na minha rotina de internação doméstica. Era como se onde eu fosse, precisasse ser ancorado.

Foi bem difícil dormir, principalmente porque eu ficava com medo de puxá-la involuntariamente e arrancá-la. Acabei encontrando uma forma curiosa de sentir segurança, com uma fita adesiva daquelas de papel para isolamento de pintura: eu prendia a mangueira da sonda à coxa com a fita, o que me deu mais confiança para não ter nenhum puxão imprevisto.

O banho também não era fácil, pelo fato de eu precisar segurar a mangueira com uma mão e lavar-me com a outra. Precisei ajuda da minha esposa para conseguir.

No terceiro dia em casa (o quinto dia depois da cirurgia) já fui caminhar na esteira, em ritmo lento é verdade, por uns 15 minutos. Adivinhem só? Com a minha companheira inseparável na mão, claro. Àquela altura a nossa relação estava começando a se deteriorar, estava começando a virar ódio.

Só faltavam dois dias para retirar a sonda. Na véspera da retirada, obviamente influenciado psicologicamente pela iminente perspectiva de liberdade, aquela coisa começou a ser um enorme incômodo. Eu tentava não pensar na nela, mas era inevitável:

Faltam 26 horas...

Amanhã nesta hora vou estar retirando...

Em 14 horas estarei livre...

Até que chegou o dia! Obviamente dormi pouco na noite anterior, acordei cedo, não conseguia ficar na cama, afinal *só faltavam 7 horas...*

Um dia inesquecível

Este dia será um dos mais inesquecíveis de toda a minha vida, por tudo que ele representou. Não só por concretizar o divórcio com a sonda, mas também porque eu tinha uma enorme expectativa sobre como seriam os próximos dias em relação à qualidade do resto da minha vida.

Já escrevi sobre os riscos da cirurgia, um deles a incontinência urinária. Por orientação médica, fui aconselhado a levar um absorvente masculino para a consulta da retirada da sonda (confesso, eu nem sabia que isto existia!). Não acredito que algum adulto fique indiferente à possibilidade de ter que usar fraldas.

Por último, mas não menos importante, era o dia de conhecer o resultado sobre a análise patológica de todo o material extraído. Em tempo, cabe esclarecer, tudo o que é retirado na cirurgia, incluindo a próstata em si e alguns tecidos adjacentes, é enviado para um laboratório para análise patológica, que vai confirmar o tipo de células do tumor e, mais importante, a abrangência destas células e a contenção ou não do câncer. O resultado deste exame pode indicar a probabilidade de o câncer ter sido totalmente removido ou de algum tecido cancerígeno ter permanecido no organismo.

Caso algum tecido fora da próstata tivesse estas células, obviamente a cura não estaria completa e um tratamento com radioterapia deveria ser iniciado em seguida.

Em resumo, este foi um dia em que eu teria um alívio imenso e ao mesmo tempo esperava um resultado muito, muito importante.

Poderia ser mais inesquecível?

Finalmente chegou a consulta, a retirada da sonda é feita em consultório, literalmente o médico apenas puxa a mangueira. É bem desconfortável, mas não chega a doer, afinal de contas é um momento absurdamente esperado. A primeira coisa que fiz, livre da companheira, foi levantar da cama do consultório e caminhar pela sala.

Que sensação boa!

Naquele momento, no consultório, não ocorreu nenhum "vazamento" de urina. O médico me orientou sobre como usar o absorvente, saí do consultório "protegido" por um. Segundo ele, seria normal que nos próximos dias eu precisasse desta proteção até retomar o controle, principalmente ao tossir, levantar e realizar alguns outros movimentos bruscos.

Em algumas situações pode ser necessário lidar com a incontinência por semanas ou até meses – cada caso é um caso, me explicou ele.

Quando perguntei sobre o resultado patológico, ele me disse que ainda não o tinha recebido, me ligaria assim que o tivesse. Pedi qual era o laboratório para onde o material tinha sido enviado, era o mesmo que tinha feito a análise da última biópsia.

****

Cheguei em casa e, claro, meu pensamento estava focado na micção. Não sentia nada diferente em relação a estar molhado, digamos assim, e frequentemente eu verificava o absorvente, que estava seco.

Umas duas horas depois, cheio de expectativa, fui ter a minha primeira experiência de urinar diretamente no vaso sanitário, de pé, e com uma sensação muito gratificante, tudo correu tem. O que eu quero dizer com tudo correr bem?

Eu mijei como sempre fiz na vida!

Senti um pouco de ardência, mas segundo o médico isto podia ser esperado, visto que com a sonda pode ocorrer contaminação com infecção urinária (tive prescrição de antibiótico, o que é um procedimento normal).

Nos próximos eventos de visita ao banheiro, embora a ardência permanecesse, tudo continuou correndo bem. O mais incrível é que na manhã seguinte o absorvente continuava seco, então decidi não usar mais.

Ou seja: eu saí de uma cirurgia de prostactetomia sem nenhum dia sequer de perda de controle urinário. Para não dizer que eu estava 100% igual a antes da cirurgia, eu percebi que ao fazer a necessidade "número 2" simultaneamente saia um pouco de "número 1", o que obviamente não é a fisiologia padrão.

***

Não posso deixar de comentar sobre a maravilha que foi dormir livre da sonda, sem mencionar o banho.

Que maravilhosos foram aqueles momentos.

Por mais clichê que isto soe, como as coisas simples têm valor quando se perde tão pouco de normalidade na vida.

Uma noite inesquecível

Se já foi desconfortável para mim compartilhar questões pessoais como as que tenho relatado até o momento, devo confessar que demorei muito até me convencer a incluir este capítulo no livro. Acabei cedendo à conclusão de que sem ele a história não ficaria completa, ou melhor, ficaria uma lacuna aberta sem o devido esclarecimento, com dúvidas pendentes.

Vamos ao fato. Na terceira noite que dormi em casa, tive uma surpresa, que não foi, felizmente, acordar urinado.

Ao acordar de um sono profundo, muito provavelmente de estágio REM, percebi que estava com uma ereção parcial. Todos nós, homens, sabemos que isto é normal, mas na situação em que eu estava, incerto sobre o resultado da cirurgia em relação a este aspecto, foi até cômico.

Fiquei muito feliz!

Ao mesmo tempo, acabei ficando com uma grande dúvida. Será que a ereção involuntária de sono poderia ter alguma coisa a ver com o fato de que todas as funções eréteis estivessem intactas? Admito que estava absolutamente ignorante quanto ao assunto (foi mais um aprendizado que acabei construindo ao vivenciar as situações).

Um *Whats* muito estranho

No dia seguinte acordei cedo, ávido por esclarecer a minha dúvida. Foi então que mandei um whats para o meu médico, explicando a situação e perguntando se aquele acontecimento era um bom sinal. Confesso que achei um tanto estranho mandar uma mensagem para outro homem falando de ereção. Ainda hoje acho estranho, diga-se de passagem.

E a resposta dele?

Aquilo era ótimo.

Bem, isto é o máximo que consigo compartilhar de intimidade nesta área.

De forma bem genérica, posso dizer que logo em seguida consegui testar fisiologicamente minhas reações a certos estímulos e confirmei que o resultado não poderia ser melhor...

A reta final

Tudo estava indo bem demais, a maratona estava na reta final, só faltava o resultado do exame de patologia. É óbvio que eu não ficaria confortável esperando por um telefonema para saber do resultado.

Liguei direto para o laboratório (como eu tinha feito à ocasião da biópsia) e pedi para me enviarem o laudo por e-mail quando ficasse pronto, assim não dependeria da ligação do médico (como ele é muito ocupado e faz muitas cirurgias, eu não queria correr o risco de ser avisado um certo tempo depois do laudo estar disponível).

Na ligação, a atendente do laboratório me informou que o laudo estava pronto, mas faltava uma assinatura do médico responsável, o que só aconteceria no dia seguinte. Eu já tinha naquela altura uma certa vivência com este tipo de procedimento, nem tentei pedir para me enviarem o laudo sem assinatura, sabia qual seria a resposta – isto provavelmente não seja permitido por questão legal. Incrível, o meu destino estava escrito na frente dela, no outro lado da linha, mas eu não podia saber o resultado.

Mais um dia de espera.

Para quem já esperou tantos laudos que iriam determinar tanta coisa, o que era esperar mais um dia?

O que seria passar mais uma noite sem saber sobre mais um resultado importante?

Enfim chegou o dia seguinte.

Eu estava na reta final de uma maratona, enxergando a linha de chegada logo ali à frente.

Tente imaginar, prezado leitor, a sensação: ou eu estaria livre do pesadelo, no paraíso, ou teria que encarar outra frustração, juntar forças e continuar lutando contra um câncer, com as incertezas e riscos de outro tipo de

tratamento. Em outras palavras, continuaria no inferno.

Tudo determinado por um e-mail!

Neste dia nada me fez deixar de checar os e-mails, ora no computador, ora no celular.

Eu atualizava caixa de entrada a toda hora, *refresh, refresh, refresh...* O que eu queria ver não aparecia.

Até que apareceu!

Quando acessei o laudo, li tudo o que eu queria:

- **O Gleason 7 (3+4) que tinha sido detectado na biópsia, foi confirmado. Isto significa que o tumor não era pior do que parecia.**
- **O tumor ocupava aproximadamente 15% do volume da próstata.**
- **O tumor estava confinado à próstata e todos os tecidos ao redor estavam livres de neoplasia.**

Neste momento acho que tive um surto de sobrecarga de adrenalina, comecei a caminhar inquieto pelo apartamento, cheguei a pensar em abrir a janela e gritar, fiquei extremamente agitado, sem saber o que fazer. Foi um dos momentos mais marcantes da minha vida inteira.

Era manhã do dia 2 de outubro de 2019, a jornada chegava ao fim, 72 dias depois de seu início.

72 dias do inferno ao paraíso

Desde o resultado do derradeiro exame de PSA bem mais alterado até eu cruzar alinha de chegada se passaram 72 dias.

Entre a cirurgia e a recuperação, incluindo a permanência no hospital, a convivência com a sonda-dreno e a expectativa pelo resultado patológico, relativo à contenção ou não do câncer, foram decorridos 8 dias.

Eu nunca tivera a oportunidade de parar para pensar tanto sobre o que poucos dias podem representar na vida das pessoas. Tenho vivido em um ritmo que simplesmente engole meses como se fossem semanas, com uma percepção de que os anos estão passando muito rápido; *parece que recém foi a virada do ano e já estamos quase no natal novamente!* Nos próximos anos, tenho a impressão que vai parecer mais rápido ainda.

Acredito que esta sensação não seja só minha.

Com o tempo passando nesta velocidade, o que são 8 dias, o que são 72 dias?

Em uma viagem de turismo e nas férias, 8 dias voam.

Trabalhando, geralmente me envolvo em projetos que têm suas etapas planejadas em semanas ou meses, com os prazos (quase sempre) apertados, situação em que os dias e as semanas voam, então nestas circunstâncias 72 dias passam muito rápido.

É impressionante, contudo, como a relatividade do tempo se fez perceber, por exemplo, nos meros 7 dias nos quais convivi com a sonda. Por três razões principais.

Primeiro, pela limitação física e incômodo mecânico da situação. Tudo, absolutamente tudo, fica limitado com uma mangueira no pênis ligada a uma bolsa. Movimentar-se, dormir, tomar banho, tudo aquilo que se faz mecanicamente sem pensar em tempos de normalidade, fica mais complexo. A sensação também é muito estranha, pois a bolsa fica recebendo o gotejamento da urina permanentemente e o cérebro, acostumado a ser acionado para disparar a necessidade de urinar, fica confuso. Ao se realizar a necessidade fisiológica do "número 2", é mais estranho ainda, pois não há um controle de esfíncter para a urina e tudo fica muito confuso.

Em segundo lugar, mas não menos impactante, devido à impaciência pela retirada da sonda para, em seguida, saber como as coisas iriam ficar. É impossível não pensar sobre a perspectiva (ou esperança) de retomar o controle sobre a bexiga, se é que isto iria acontecer a contento. É um período em que se está debilitado emocionalmente e nele os pensamentos disfuncionais ganham força.

A terceira razão, igualmente considerável, é a espera pelo laudo patológico definitivo, sobre a análise que é feita sobre todo o material retirado – a próstata em si, as vesículas e tecidos adjacentes. Este resultado é que vai indicar, de forma mais assertiva, a possível remoção completa do câncer. Caso isto não ocorra totalmente, será necessário o prosseguimento do tratamento com radioterapia, visto que células cancerígenas podem ter contaminado outros tecidos, além da próstata.

Novo tratamento incorreria em novos riscos, sem contar na continuação das incertezas.

É bem verdade que o procedimento padrão para a cura de câncer envolve o acompanhamento de uma possível reincidência por um longo período, de alguns anos.

É necessário continuar fazendo acompanhamento periódico do nível de PSA, visto que ele continuará a ser um marcador de presença de células cancerígenas, mesmo sem a próstata. Ainda assim, com o excelente resultado da patologia, prefiro acreditar que tudo passou, que eu venci.

Quando eu penso no período inteiro, desde a primeira suspeita até o desfecho final, eu consigo assistir dois filmes diferentes.

O primeiro deles é exibido sob a ótica do final feliz, onde tudo parece embrulhado em um pacote bonito de presente e parece ter passado rápido, afinal foram apenas dois meses e pouco até que tudo tenha se resolvido.

Como escrevi anteriormente, o sofrimento é muito mais suave quando é lembrança do que o que é vivenciado em cada momento. Olhar para trás fica mais suave.

Em resumo, neste filme parece que tudo não foi tão ruim assim e que eu estou vendo a mim mesmo como se fosse uma terceira pessoa, um personagem.

Boa parte do conteúdo deste livro foi sendo anotado durante o decorrer da jornada, quando os sentimentos estavam aflorados em seus respectivos momentos, na forma de medos, angustias e incertezas. Se eu assistir o filme da jornada sob esta ótica, tentando reviver os sentimentos, aí a coisa muda de figura, pois eu retomo a consciência de como as coisas foram difíceis, sendo que eu mesmo volto a ser o protagonista.

Neste cenário o filme vira um drama, pelo menos para mim foi.

Ainda assim, o que importa é que este filme também teve um final feliz.

Considerações finais

Já escrevi alguns outros livros, embora nenhum deles sequer parecido com este em termos de realidade e vivência pessoal. Dois deles foram livros de gestão, voltados a tecnologia e negócios, outro é de contos e crônicas, ou seja, ficção.

Em todos eles, incluindo este, ao final eu gostaria de conseguir atingir um objetivo principal: ter contribuído de alguma forma com os leitores, seja compartilhando informações e conhecimento ou ajudando-os a distraírem-se (como foi o caso de contos e crônicas).

Espero que com este livro, especialmente, eu possa ajudar a disseminar informações e conhecimento sobre o câncer de próstata, seu diagnóstico e tratamento, além de compartilhar reflexões e até dar algumas sugestões que podem auxiliar a quem tenha que enfrentar uma situação como esta.

Todo escritor tem apreço por seus leitores. Isto gera um conflito um tanto paradoxal para mim, pois parte deles irá ler este livro se tiver câncer de próstata, o que obviamente não é uma situação que eu desejaria para ninguém.

Para ficar em um meio termo, então, que não seja lido só por quem tiver câncer, mas por aqueles que queiram se informar sobre a importância do diagnóstico precoce e ter mais informações sobre a investigação e o tratamento.

Caso algum leitor deseje fazer algum comentário ou trocar informações comigo, ou ainda apontar alguma *errata*, o contato pode ser feito através do site

http://prostata.blog.br

Ou através do e-mail

jst999@gmail.com

Sobre o autor

Sou Juliano Statdlober, economista, pós-graduado em Governança de Tecnologia da Informação, empresário da área de software, escritor por hobby.

Um (nem tão) belo dia, aos 53 anos de idade, descubro ser portador de câncer de próstata.

Resolvi escrever para me ajudar a lidar com a situação e também porque acredito que a divulgação de informações deste tipo é muito importante para esclarecimento e quem sabe para ajudar a outras pessoas que passem por esta situação.

www.ingramcontent.com/pod-product-compliance
Lightning Source LLC
Chambersburg PA
CBHW031239250726
48655CB00005B/2025